BEI GRIN MACHT SICH IHR WISSEN BEZAHLT

AF141765

- Wir veröffentlichen Ihre Hausarbeit, Bachelor- und Masterarbeit

- Ihr eigenes eBook und Buch - weltweit in allen wichtigen Shops

- Verdienen Sie an jedem Verkauf

Jetzt bei www.GRIN.com hochladen und kostenlos publizieren

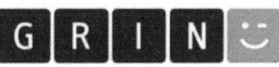

Gunda Wolter

Die Behandlung neurologisch erkrankter Erwachsener mit den kognitiv-therapeutischen Übungen nach Prof. Carlo Perfetti

Ergotherapeutische Erkenntnisse

GRIN Verlag

Bibliografische Information der Deutschen Nationalbibliothek:

Die Deutsche Bibliothek verzeichnet diese Publikation in der Deutschen National-
bibliografie; detaillierte bibliografische Daten sind im Internet über http://dnb.d-
nb.de/ abrufbar.

Impressum:

Copyright © 2005 GRIN Verlag GmbH
Druck und Bindung: Books on Demand GmbH, Norderstedt Germany
ISBN: 978-3-638-68736-2

Dieses Buch bei GRIN:

http://www.grin.com/de/e-book/36793/die-behandlung-neurologisch-erkrankter-
erwachsener-mit-den-kognitiv-therapeutischen

Wissenschaftliche Hausarbeit 2005

im 9. Semester

im Rahmen des Diplom-Studiengangs Ergotherapie / Physiotherapie

an der staatlich anerkannten Fachhochschule Nordhessen der DIPLOMA

Thema:

Ergotherapeutische Erkenntnisse
in der Behandlung neurologisch erkrankter Erwachsener
mit den kognitiv-therapeutischen Übungen nach Prof. Carlo Perfetti

Verfasserin: Gunda Wolter

spätester Termin der Abgabe ist der 19. März 2005

Mit den in dieser Hausarbeit benutzten Personen- und Berufsbezeichnungen
sind - auch wenn sie nur in einer Form auftreten—
gleichwertig beide Geschlechter gemeint.

Alle in dieser Hausarbeit abgebildeten Fotos wurden von mir persönlich, im
Rahmen meiner klinischen Arbeit aufgenommen.

Ich erkläre hiermit an Eides Statt, dass ich die vorliegende Arbeit selbständig
und ohne Benutzung anderer als der angegebenen Hilfsmittel angefertigt habe.
Die aus fremden Quellen (einschließlich elektronischer Quellen) direkt oder
indirekt übernommenen Gedanken sind ausnahmslos als solche kenntlich
gemacht.

Stuttgart im Februar 2005

Inhaltsverzeichnis

Einleitung

Die Zahl der Personen, die jährlich einen Schlaganfall bzw. eine transitorisch ischämische Atacke (TIA) erleiden, nimmt stetig zu. Derzeit ereignen sich in der Gesamtbevölkerung in Deutschland rund 165 000 neue Schlaganfälle pro Jahr. Weit über die Hälfte sind danach pflegebedürftig und auf fremde Hilfe angewiesen. In der Altersgruppe der über 60-jährigen ereignen sich rund 80 % aller Schlaganfälle. Aufgrund der demographischen Entwicklung wird mit einer jährlichen Zunahme der Schlaganfälle von etwa 2 % gerechnet (Kolominsky-Rabas, 2004).

Die Betroffenen leiden nach einem Schlaganfall neben Störungen in den Gedächtnisleistungen häufig unter ausgeprägten motorischen Einschränkungen. Im Fachbereich Neurologie stellen in der Ergotherapie – neben Erkrankungen wie Morbus Parkinson und Encephalomyelitis disseminata – Patienten nach Schlaganfall die häufigste Behandlungsgruppe dar. Hier stehen neben dem wieder Einüben von ehemals alltäglichen Handlungen wie Körperpflege, An- und Auskleiden, Haushaltstätigkeiten, kognitivem Training auch die funktionelle Aktivierung der motorisch betroffenen Körperseite im Mittelpunkt der therapeutischen Behandlung.

Die in diesem Bereich in der Ergotherapie mittlerweile am häufigsten angewandten Behandlungskonzepte sind die Propriozeptive Neuromuskuläre Fascilitation (PNF), das Bobath-Konzept sowie die kognitiv-therapeutischen Übungen nach Prof. Dr. Carlo Perfetti.

Das Behandlungskonzept von Prof. Perfetti wurde Anfang der 70er Jahre entwickelt und stellt im Vergleich zum Bobath-Konzept (seit 1943) und dem PNF-Konzept (seit 1946) ein relativ neues Behandlungskonzept dar.

Ein bedeutender Unterschied zu den anderen Behandlungskonzepten ist, dass das ‚Perfetti-Konzept' den kognitiven Fähigkeiten und Prozessen bei der Wiedererlernung von motorischen Leistungen große Bedeutung schenkt und diese intensiv nutzt.

Die vorliegende Hausarbeit möchte von meinen ergotherapeutischen Erkenntnissen aus dem Behandlungsalltag mit dem Behandlungskonzept der kognitiv-therapeutischen Übungen nach Prof. Dr. Carlo Perfetti berichten.

1. Lernen

1.1 Lerntheorien allgemein

In den letzten 100 Jahren haben sich die unterschiedlichsten wissenschaftlichen Disziplinen wie Philosophie, Psychologie und Pädagogik Gedanken über das Thema Lernen gemacht und entsprechende Forschungen betrieben.

Sich Kenntnisse über Lernbedingungen, über Lernergebnisse und dessen Zusammenhänge zu verschaffen, führten im Laufe der Jahrzehnte zu unterschiedlichen Theorien über das Lernen. Aufgrund der Begrenzung dieser Hausarbeit können hier nur einige erwähnt werden.

Allen Lerntheorien gemeinsam ist, dass das Lernen als ein Prozess gesehen wird, der zu Veränderungen von Verhaltensleistungen führt.

Die Wurzeln der modernen Verhaltenstheorie sind dem **Behaviorismus** (John Watson) entsprungen. Dazu gehören u. a. das klassische (Pawlow) und das operante/instrumentelle (Skinner) Konditionieren, bei dem das Lernen im Wesentlichen auf ein Reiz-Reaktions-Schema reduziert wird. Kognitive Prozesse spielten hier noch keine Rolle. Im Laufe der Zeit gewannen letztere aber zunehmend an Bedeutung und bereicherten die klassischen Lern- und Verhaltenstheorien.

Moderne Lerntheorien bezogen später die Emotion und die Kognition mit ein. So begann beispielsweise Albert Bandura Mitte der 60er Jahre die Theorie des ‚**Lernen am Modell**‘ (Handlungsprozesse) zu beschreiben.

Stellvertretend sei hier auch Jean Piaget (1896–1980) erwähnt, dessen empirische Forschungen im Bereich der **kognitiven Entwicklung von Kindern** (Entwicklungspsychologie) die Forschungen in der kognitiven Psychologie anregten und bis heute beeinflussen.

Die kognitiven Lerntheorien, die sich mit den Fähigkeiten des Gehirns beschäftigten, gewannen zunehmend an Bedeutung. Hierzu gehören u. a. das von Wolfgang Köhler (1887–1967) beschriebene Problemlösen‘ im Sinne der **Gestaltpsychologie** (Gestalttheorie), deren bekanntester Leitsatz ist: „Das Ganze ist mehr als die Summe seiner Teile".

Diese Entwicklungen beeinflussten und prägten auch schulische sowie erzieherische Bereiche. Vielfältigste didaktische Überlegungen und Modelle wie bspw. das ‚praktische Lernen' wurden entworfen, um Kinder zu selbständig denkenden Menschen zu erziehen und um ihnen das Lernen zu vereinfachen.

1.1.1   Der Behaviorismus

Begründer des Behaviorismus war John Watson (1878-1958) („Gebt mir ein Dutzend gesunde, gut gebaute Kinder ...", Watson 1914 zit. nach Bonin 1983, S. 329). Unter seinem direkten Einfluss entwickelte B. Frederick Skinner eine spezielle Richtung innerhalb des Behaviorismus – die operante Konditionierung. Damit wird das Verhalten eines Menschen als unbewusste Reaktion auf einen Reiz beschrieben. Der Organismus Mensch wird als so genannte ‚black box' verstanden. Im Vordergrund stehen bei dieser Theorie das beobachtbare und messbare Verhalten.

Innere Zustände wie auch jegliche nicht direkt beobachtbaren Grundlagen für die Beziehung zwischen Verhaltensweisen werden von Skinner abgelehnt (Zimbardo 1995, S. 277).

Die behavioristische Theorie sieht den Menschen als ein von außen bestimmtes Wesen, ohne Möglichkeit zur eigenen Entscheidung und nicht nach seinem freien Willen handelnd. Es wird hier von einem Reiz-Reaktions-Schema gesprochen (Wolf 2002).

1.1.2   Der Kognitivismus

Im Laufe der 50er Jahre entwickelte sich u. a. der Kognitivismus. Die kognitivistische Betrachtungsweise geht davon aus, dass Lernen nicht auf einer Reiz-Reaktions-Verknüpfung basiert, sondern dass dafür Denk- und Verstehensprozesse notwendig sind.

Die kognitive Lernpsychologie legt dar, dass Lernen bedeutet, sich Wissen, Kenntnisse oder Fertigkeiten durch Fühlen, Denken und Handeln anzueignen.

Das heißt, dem lernenden Menschen wird die Fähigkeit zugesprochen, zu denken, zu argumentieren und zu interpretieren sowie Reizereignisse und Verhaltensweisen einer Kausalität zuzuschreiben (Zimbardo 1995). Der Mensch ist demnach in der Lage, problemlösende Denkprozesse einzusetzen, Erkenntnisse zu gewinnen und dadurch Verhaltensänderungen herbeizuführen.

Das Erlernte soll dadurch weniger mechanisch, sondern flexibel einsetzbar werden.

1.2 Lerntheorien im Rahmen therapeutischen Handelns

Die unterschiedlichen Theorien darüber wie Menschen eine Verhaltensänderung erlernen, prägten auch physiotherapeutische Behandlungskonzepte.

In der neurologischen Rehabilitation finden sich u. a. Prägungen aus der behavioristischen und aus der kognitiven Lerntheorie. Letztere war Grundlage für die Entwicklung der kognitiv-therapeutischen Übungen nach Prof. Perfetti.

1.2.1   Die behavioristische Lerntheorie und therapeutisches Handeln

Diese Lerntheorie prägte vermutlich in ihren Anfängen beispielsweise das Bobath-Konzept. So wurden Verhaltensänderungen wie beispielsweise die Minderung der Spastizität auf der Reiz-Reflexebene therapiert (der Schwerpunkt liegt auf der efferenten Phase der Bewegung), indem die Therapeutin die Spastizität passiv durch Stellungsänderungen des Körper hemmt. Dadurch ermöglicht sie einen normaleren Haltungshintergrund, auf dem dann motorische Aktivitäten fazilitiert werden können (Grundlage der Shuntingregel; Bobath 1998, S. 21).

Laut Prof. Perfetti spielte hierbei für Berta Bobath die Kognition, insbesondere die Aufmerksamkeit der Patientinnen keine wesentliche Rolle (Beise 2002, Interview mit Prof. Perfetti).

Allerdings beeinflussten die Erkenntnisse aus neuropsychologischen Forschungsergebnissen der letzten Jahre auch das Bobath-Konzept weiterhin, so dass hier längst nicht mehr rein auf der Grundlage des Reiz-Reaktions-Schemas behandelt wird. So findet sich im Buch von Bettina Paeth Rohlfs beispielsweise folgende Aussage: „Man lernt nicht eine Bewegung, sondern das Gefühl einer Bewegung" (Paeth Rohlfs 1999, S. 23).

1.2.2   Die kognitive Lerntheorie und therapeutisches Handeln

Diese kognitive Lerntheorie − insbesondere die problemlösenden Denkprozesse − spielen im Behandlungskonzept der „kognitiv-therapeutischen Übungen" eine zentrale Rolle. Perfetti et al. vertraten Anfang der 70er Jahre die Auffassung, dass die Ursache der motorischen Einschränkungen nach Hirnläsionen primär nicht in der Peripherie, sondern auf cortikaler Ebene liegt, und deshalb das ZNS eine besondere Bedeutung innerhalb der Therapie erhalten muss.

Ziel hierbei war und ist es, auf cortikaler Ebene eine positive Veränderung zu aktivieren, d. h. die Plastizität positiv zu beeinflussen.

Laut der Theorie der kognitiv-therapeutischen Übungen sind zum Wiedererlernen motorischer Fähigkeiten aktive Denkprozesse notwendig – also eine intensive Verbindung zwischen Kognition und Bewegung.

1.2.3   Theorie zum motorischen Lernen

Das Lernen selbst kann nicht beobachtet werden, nur die Veränderung im (motorischen) Verhalten. Kleinkinder lernen gezielte Bewegungen durch unendliche Versuche, bis diese Bewegungen automatisiert und als prozedurales oder implizites Wissen gespeichert werden. Es gibt vielfältige Variablen, die einen Einfluss darauf haben wie das Nervensystem lernt, das bio-mechanisch-neuromuskuläre System zu bewegen (Umphred 2002).

Karnath schreibt, dass motorisches Lernen ohne Sensorik nicht möglich ist, dass ohne sensorische Informationen keine gezielten Veränderungen im motorischen Verhalten erreicht werden können, auch wenn diese Informationen im Gedächtnis gespeichert sind (Karnath, S. 670). Er spricht deshalb vom sensomotorischen Lernen.   Weiterhin führt er aus, dass es in Folge des motorischen Lernens zu einer Veränderung der neuronalen Repräsentation von Körpergliedern im Kortex kommt (Karnath, S. 673). Jedes motorische Lernen führt demnach zu einer funktionellen und strukturellen Veränderung auf der Cortexebene.

1.3   Lernen und Plastizität

Prof. Perfetti und sein Team hatten bei der Entwicklung ihrer kognitiv-therapeutischen Übungen bereits vermutet, dass diese Lern-Übungen im Rahmen der Plastizität cortikale Veränderungen herbeiführen. Anfang der 70er Jahre war dieser Gedanke aber noch sehr umstritten.

Anfang der 80er Jahre zeigten Merzenich et al. mittels apparativer Verfahren, dass Läsionen in der sensorschen Peripherie (bspw. Gliedmaßenamputation) die cortikale Repräsentation verändern können (sog. Läsionsplastizität) (Merzenich et al. 1984). Andere Experimente zeigten, dass nicht nur fehlende sensorische Reize, sondern auch somatosensibles Training die cortikale Repräsentanz der trainierten Körperregion vergrößert.

Heute ist die Akzeptanz der cortikalen Plastizität manifest. Jedoch sind die intercortikalen Mechanismen dieser plastizitären Reorganisationsfähigkeit noch nicht allumfassend untersucht und bilden nach wie vor ein breites Feld für Forschungen.

1.3.1   Plastizität und Aufmerksamkeit

Zunehmend gesichert ist, dass die kognitiven Prozesse die cortikale Plastizität beeinflussen. Hierbei spielt die Aufmerksamkeit bei den Denkprozessen eine wesentliche Rolle und nimmt auch im Konzept der kognitiv-therapeutischen Übungen einen zentralen Platz ein.

In experimentellen Versuchen mit ausgewachsenen Affen wurde erforscht, welche Rolle die Aufmerksamkeit bei der Plastizität spielt. So zeigte sich, dass sich beim somatosensiblen Training einzelner Finger eines Affen – dessen Aufmerksamkeit über ein Belohnungssystem motiviert wurde – die cortikale Repräsentation für dieses Körperteil deutlich vergrößerte. Während somatosensible Reize ohne entsprechend forcierte Aufmerksamkeit kaum zu einer cortikalen Veränderung führten (Jenkins et al., 1990).

1.3.2   Plastizität und Neurotransmitter

Es ist erkannt, dass ein veränderter Neurotransmitterhaushalt wie er beispielsweise bei Depressionen entstehen kann, zu Blockaden bzw. Hemmungen in der Lernfähigkeit führt. Dies ist bedeutsam, da Depressionen recht häufig als Sekundärerkrankung nach Schlaganfällen auftreten.

Hier stellt sich die Frage, welche Substanzen verbessern oder hemmen das Lernen auf Synapsenebene? Und können Substanzen, die das Lernen unterstützen, von außen zugeführt werden?

Dinse et al. beschreiben, dass über die Aktivierung von NMDA-Rezeptoren langanhaltend Informationen abgespeichert werden können (long-term-potentation), sich Lernerfolge verdoppeln. Auch Amphetamine wie Serotonin,

Noradrenalin und Dopamin zeigen diese Wirkung. Im Gegenzug führt die Substanz Memantine zu einer Blockierung der NMDA-Rezeptoren.

Aufgrund möglicher Sekundärerkrankungen wie einer depressiven Symptomatik, oder auch aufgrund von Nebenwirkungen bei der medikamentösen Therapie sind entsprechende cortikale Auswirkungen beim Lernen nicht unerheblich. Bei auffallenden Lernschwierigkeiten, könnten hier mögliche Ursachen liegen.

2. Das Perfetti-Konzept

Nach Jahren wissenschaftlicher Forschungsarbeten im Bereich der klinischen Neurophysiologie richtete sich Anfang der 70er Jahre das Hauptinteresse von Prof. Perfetti und seinem Team im Rahmen der neurologischen Rehabilitation auf den Forschungsbereich Hand. Da diese bis dato therapeutisch wenig beachtet wurde (Perfetti, S. 36).

Gemeinsam mit anderen Berufsgruppen wie Ärztinnen, Therapeutinnen, Physiologinnen, Linguistinnen und Bioingernieurinnen entwickelte er das rehabilitative Konzept der „kognitiv-therapeutischen Übungen".

Dies geschah in einer Zeit, in der die kognitive Psychologie insbesondere gegenüber der behavioristischen zunehmend an Bedeutung gewann. Die Erkenntnisse dieser kognitiven Psychologie nahmen maßgeblichen Einfluss auf Prof. Perfettis Forschungen.

Das Behandlungskonzept der kognitiv-therapeutischen Übungen beruht auf einer systemischen Anschauungsweise für Bewegung und Kognition. Darunter ist zu verstehen, dass alle Fähigkeiten des Menschen wie die Sinneswahrnehmung, die Bewegung sowie mentale Leistungen nicht einzeln betrachtet werden sollen, sondern eine funktionelle Einheit darstellen (Oberleit, 1996). Nur diese Einheit kann den Erkenntnisprozess und das Lernen einer adäquaten Bewegung oder Handlung ermöglichen.

Grundlage dieses Konzeptes ist u. a. die kognitive Lernpsychologie. Diese besagt, dass die kognitiven Prozesse beim Lernen eine wichtige Rolle spielen. Die kognitiven Vorgänge sind dabei als die so genannten „Arbeitsinstrumente" dieser Therapieform anzusehen.

Das Ziel des Konzeptes ist es, Menschen mit motorischen Bewegungseinschränkungen, mittels dieses Behandlungskonzeptes erneut eine bestmögliche, selbstständig kontrollierte physiologische Bewegung zu vermitteln. Dies indem sie lernen, ihre Bewegungspathologien zu erkennen, zu kontrollieren bzw. zu überwinden, um dann angepasste und variable Bewegungen auszuführen zu können. Es geht nicht darum, Patientinnen Bewegungen anzutrainieren, die sie häufig im Alltag schnell wieder vergessen. Sondern sie zu befähigen, ihre eigenen kognitiven Fähigkeiten zu nutzen, um auch über die Therapiesituation hinaus weiterhin gezielt und eigenständig an einer Verbesserung ihrer Motorik arbeiten zu können.

„Die Fähigkeit zu lernen gestattet dem Menschen Anpassung und Flexibilität. Weil wir unser Handeln, Denken und Fühlen aufgrund unserer persönlichen Erfahrungen verändern können, sind wir frei von den Einschränkungen eines rigiden festgelegten genetischen Erbes. Wir können unser eigenes Nervensystem durch Lernerfahrungen modifizieren ..." (Zimbardo 1995, S. 263)

2.1 Lernprozess unter pathologischen Bedingungen

Kleinkinder lernen durch unendliche Wiederholungen einfache und komplexe Bewegungen. Versucht eine Schlaganfallpatientin mit ihrer betroffenen Seite eine Bewegung auszuführen, führt diese – trotz der Erinnerung an diese Bewegung – zu einem pathologischen Bewegungsmuster.

Im Buch von Prof. Perfetti findet sich hierzu folgendes: „Die Läsion bewirkt ... einen abnormen oder zumindest veränderten Zustand. Unter dem Druck von spontanen oder nicht programmierten Erfahrungen organisiert das System sich derart neu, dass kaum anpassbare, weil wenig fragmentierbare und nur beschränkt veränderbare Bewegungen hervorgebracht werden" (Perfetti, S. 73).

1970 lautete die damalige – und heute noch gültige – These, dass die Rehabilitation einen **Lernprozess unter pathologischen Bedingungen** darstellt (Perfetti, 2002). Lernprozess deshalb, weil die rehabilitative Intervention als ein pädagogisches Verfahren angesehen wird, in dem die Patientin dazu angeleitet wird, ihre Lernfähigkeiten einzusetzen.

Aber aufgrund des veränderten cerebralen Zustandes nach einer Läsion bedarf es eines therapeutischen Vorgehens, das den individuellen pathologischen Bedingungen der Betroffenen wie gestörte Motorik, Tonuslage oder Sensibilität sowie neuropsychologischen Einschränkungen angepasst wird.

Welche pathologischen Bedingungen sind hier gemeint?

Es handelt sich hierbei einerseits um eine spezifische motorische Pathologie, also um Bewegungsstörungen unterschiedlicher Qualität und Ursache. Und andererseits um Störungen in der Tiefen- und Oberflächensensibilität sowie um neuropsychologische Einschränkungen.

2.1.1 Motorische Pathologie

Hierunter fällt jegliche Form von Bewegungseinschränkung, von Plegie bis zur Spastizität. Wobei Prof. Perfetti die Spastizität als ein Symptomenkomplex bezeichnet, das vier verschiedene Komponenten aufweist (Perfetti, S. 79). Diese vier verschiedenen Komponenten spielen eine wesentliche Rolle beim Befund, bei der Behandlungsplanung und der Behandlungsdurchführung.

Die vier Komponenten der Spastizität laut Prof. Perfetti sind:

2.1.1.1. Abnorme Reaktion auf Dehnung

Hierbei handelt es sich um das Phänomen, dass bei passiver Bewegung, beispielsweise einer Extremität ein Bewegungswiderstand spürbar wird, ohne dass Kontrakturen o. ä. vorliegen. Es ist eine geschwindigkeitsabhängige, abnorme Reaktion auf Dehnung aufgrund einer niedrigeren Reizschwelle der unter anderem Muskelspindeln. Ursache für diese reduzierte Reizschwelle auf Muskeldehnung ist eine fehlende cortikale Hemmung sowie eine verbliebene Kontrollfähigkeit auf spinaler Ebene (monosynaptischer Reflexbogen).

2.1.1.2. Abnorme Irradiation

Unter Irradiationen wird das Ausstrahlen bzw. das Ausbreiten von muskulärer Erregung verstanden. Irradiationen treten auch bei gesunden Personen auf. Hier haben sie aber einen physiologischen Nutzen und können willkürlich verändert werden, beispielsweise bei Bewegungen gegen Widerstand.

Allerdings führen willkürliche Bewegungen bei cerebral verletzten Patientinnen meist zu ungewollten, nicht funktionellen Reaktionen muskulärer Erregung in nahen und entfernten Körperregionen.

Als Ursache hierfür nennt Perfetti das Fehlen des von Sherrington (1906) beschriebenen „synaptischen Widerstandes" (Perfetti, S. 83). Es handelt sich dabei um eine Hemmung der unkontrollierten Erregungsausbreitung durch Inter- und Motoneurone. Nach cerebralen Läsionen kann es zu einer erniedrigten Reizschwelle für diesen synaptischen Widerstand kommen. Dies bedeutet, dass die Hemmung zu früh aufgehoben wird.

Diese Ausbreitung der Erregung (Entladungsfrequenz) ist um so intensiver, desto mehr sich die Patientin um eine Bewegung bemüht. Aber auch emotionale Faktoren, zu hohe Aktivität der weniger betroffenen Körperseite, eine topografische Nähe (Mund- und Handmotorik) oder Gähnen u. v. m. können Auslöser solcher abnormen Irradiationen (AIR) sein.

Diese Irradiationen aktivieren bzw. intensivieren immer die gleichen Muskelgruppen und regen damit Synergieschemata an.

2.1.1.3. Abnorme elementare Bewegungsschemata

Gemeint sind grobmotorische Gelenkbewegungen in meist proximalen Körperabschnitten wie Schulter- und/oder Hüftbereich.

Im Bobath-Konzept werden diese zum Beispiel als assoziierte Reaktionen beschrieben (Bassøe, S. 52). Andere wiederum beschreiben sie als abnormale synergistische Muskelaktivität oder auch als spastische Bewegungsmuster. Klinisch vertraut ist hier zum Beispiel, dass Patientinnen die ihre auf dem Oberschenkel platzierte Hand auf den Tisch legen wollen, die Bewegung nicht physiologisch distal über die Hand einleiten, sondern über eine Elevation im Schultergürtel in Verbindung mit Innenrotation und Adduktion im Schultergelenk.

Diese Bewegungsschemata sind meist die ersten, die wieder auftreten. Sie sind einerseits ein Zeichen von rückkehrender Reinnervation. Andererseits beeinflussen sie die plastische Reorganisation negativ, wenn diese grobmotorische „arme Willkürmotorik" (Perfetti, S. 85) einseitig und häufig intensiviert wird.

2.1.1.4. Veränderung der Rekrutierung motorischer Einheiten

Hierbei handelt es sich um quantitative und qualitative Veränderungen beim Rekrutieren motorischer Einheiten (Muskelkontraktionen). Zum Beispiel, dass noch nicht ausreichend selektive Kraft aufgebracht werden kann, um im MCP-Gelenk des Digitus II eine endgradige Extension durchzuführen.

Bestimmten Muskeln werden hier eine besondere paralytische Komponente zugesprochen (Perfetti, S. 89). Beispielsweise dem M. extensor digitorum (Handgelenksextension, Digiti II-V Extension und Abduktion) oder auch den Außenrotatoren des Schultergelenkes (M. teres minor, M. infraspinator, M. supraspinatus).

Therapeutisch bedeutsam ist, dass Patientinnen häufig bei einer Veränderung der Rekrutierung ihrer motorischen Einheiten versuchen, diese mit einer unangemessenen Kraftdosierung zu kompensieren. Dies kann dann wiederum abnorme Irradiationen sowie elementare Bewegungsschemata auslösen.

2.1.2   Störungen der Sensibilität

Eine besondere Bedeutung wird den kognitiven Prozessen in der Beziehung von Bewegung und Sensibilität geschenkt (s. Pkt. 1.2.3).

Insbesondere der Hand – als unser Werkzeug des „Begreifens" – wird bei vorhandenen Sensibilitätsstörungen besondere Aufmerksamkeit geschenkt. Prof. Perfetti schreibt, dass „der Tastsinn eine bedeutende Rolle bei der Organisation der Bewegungen spielt" (Perfetti, S. 38), da die taktilen Informationen aus der Hand nicht nur an den sensorischen Cortex, sondern auch an die Motoneurone im primär motorischen Areal geleitet werden. Das bedeutet, dass die Sensibilität für die Qualität der Motorik bedeutsam ist.

Für Prof. Perfetti spielt die Sensibilität darüber hinaus eine besondere Rolle, da für ihn eine Handlung immer sensibel und motorisch zugleich ist (Perfetti, 2002). So verlangt beispielsweise das Schreiben mit Kugelschreiber eine stetige und detaillierte Kenntnis und Anpassung daran, in welcher Weise der gehaltene Stift die Fingeroberfläche berührt und welche Druckveränderungen an den Hautkontaktflächen der Schreibprozess hervorruft.

Sensible Diskriminationsaufgaben werden dosiert und kontrolliert durchgeführt. Diese motivierende kognitive Aufgabe erhöht gleichzeitig das Aufmerksamkeitsniveau, welches wiederum wichtig für das Lernen und für die forcierte cerebrale plastische Reorganisation ist.

2.1.3   Neuropsychologische Einschränkungen

Das Wissen über die Arbeitsweise eines gesunden sowie über die Erscheinungen eines verletzten Gehirns spielen im Behandlungskonzept von Prof. Perfetti eine Rolle und sind ein bedeutsamer Aspekt in der Therapie.

2.1.3.5. Störungen in der räumlichen Verarbeitung

Eine weitere Bedeutung haben räumliche und zeitliche Komponenten einer Bewegung. Susanne Oberleit schreibt hierzu, dass cerebral primär Bewegungselemente wie Richtung und Distanz verarbeitet werden (Brodman Area 5), bevor Bewegungselemente wie Kraft und Art der Kontraktion aktiviert werden (Brodman Area 4). Entsprechende Kenntnisse werden in der Therapie berücksichtigt. Das heisst, dass erst Übungen durchgeführt werden, welche Area 5 aktivieren, dann jene, welche die Bewegungsausführung steuern (Area 4) (Oberleit, 1996).

Perfetti teilt die Operationen im Raum in vier Bereiche (Perfetti, 1997 S. 57 **f**). Zum einen in den „Raum als hervorstechende Eigenschaft". Hier arbeitet er insbesondere zwei Arten von räumlichen Operationen heraus: Die Operation Distanz und Richtung. Da die kognitiv-therapeutischen Übungen überwiegend ohne Visus stattfinden, stehen die Parameter Distanz und Richtung immer in Bezug zum eigenen Körper.

Eine weitere Differenzierung lautet „Raum als Mosaik von Sinnesräumen". Hier weist Prof. Perfetti auf die Fähigkeit hin, den Raum über verschiedene Sinneskanäle (visuell, akustisch, olfaktorisch, somatosensibel) wahr zu nehmen. Wobei er dem somatosensiblen Sinnesraum ohne Visus den therapeutischen Vorzug gibt.

Die dritte Einteilung lautet „Raum als kognitive Strategie". Hier beschreibt er, dass die linke Hemisphäre den WAS-Raum (Was ist es?) und die rechte Hemisphäre den WO-Raum (wo befindet es sich?) analysiert.

Seine letzte Unterteilung bezeichnet Perfetti als „Raum als Inhalt". Hier weist er auf die Wechselbeziehungen der unterschiedlichen Rauminhalte und die Strategien hin, welche die Patientin erlernen muss.

2.1.3.6. Aufmerksamkeitsstörungen

Durch die Aufmerksamkeitsvorgänge kann sich das Gehirn / der Mensch sowohl auf externe als auch auf interne Aspekte konzentrieren.

Verschiedene Studien haben gezeigt, dass für das Lernen die Aufmerksamkeit elementar wichtig ist. Perfetti schreibt hierzu: „Wenn die Rehabilitation sich dem ZNS zuwenden soll, kann man nicht umhin, die Aufmerksamkeit des Patienten zu berücksichtigen" (Perfetti, S. 43).

Prosiegel unterscheidet die erhöhte Aufmerksamkeit nach einem Warnreiz (phasische), die Tageszeit abhängige (tonische), die aktiv auf eine Reizquelle gerichtete (selektive), die auf zwei oder mehrere Reize gerichtete (geteilte A.) sowie die Dauer-Aufmerksamkeit, die sich über einen längeren Zeitraum auf wenige Reize richtet (Prosiegel, S. 83).

Im Konzept der kognitiv-therapeutischen Übungen findet sich keine Differenzierung dieser Aufmerksamkeitstypen. Im klinischen Alltag erweist sich eine Beachtung dieser aber als teilweise recht sinnvoll (siehe Pkt. 2.1.4.7).

Jegliche Art von Hirnläsionen führen zu Einschränkungen unterschiedlichsten Ausmaßes im Aufmerksamkeitsniveau und somit auch zur veränderten Belastbarkeit. Im Therapiealltag ist die Beachtung der Aufmerksamkeitsspanne bedeutsam. Denn die Ursache falsch gelöster Übungen liegt nicht immer in einer Einschränkung in der Kinästhetik oder der Sensibilität, sondern kann auch Folge eines veränderten Aufmerksamkeitsniveaus sein.

2.1.4   Weitere neuropsychologische Einschränkungen

Über weitere neuropsychologische Phänomene findet sich weder in Prof. Perfettis Buch ‚der Hemiplegische Patient' noch in anderen Veröffentlichungen zum Thema kognitiv-therapeutische Übungen etwas.

In meiner alltäglichen Arbeit mit cerebral verletzten Patientinnen treten aber noch weitere Erscheinungen auf, die die Therapie und das Lernen mit diesem Behandlungskonzept beeinflussen. Aus diesem Grunde beschreibe ich diese kurz an dieser Stelle.

2.1.4.7. Externale und internale Ablenkbarkeit

Ein weiteres neuropsychologisches Problem, das auch eine Form von gestörter Aufmerksamkeitssteuerung darstellt, ist die, das Lernen erschwerende, Ablenkbarkeit.

Bei einer niedrigen Reizschwelle zur externalen Ablenkbarkeit, besteht eine besondere Störanfälligkeit in der Aufmerksamkeit gegenüber äußeren Störreizen (Stimmen, Geräusche, …). Hier ist es in der Therapie wichtig, auch Umgebungsgeräusche mit zu beachten.

Ist die Reizschwelle der internalen Ablenkbarkeit vermindert, werden die Patientinnen durch beispielsweise nicht aufgabenrelevante Gedanken abgelenkt. Es ist wichtig, bei den Patientinnen hierfür ein Bewusstsein zu schaffen und sie bei der Kontrolle darüber therapeutisch zu begleiten.

Häufig zeigen sich Störungen in der Ablenkbarkeit bei Verletzungen im Frontal- und/oder Parietallappen.

2.1.4.8. Einschränkungen in der Merkfähigkeit

Das Gehirn hat die Fähigkeit, Inhalte oder Erfahrungen zu speichern und wieder zu erkennen. Hierfür bedient es sich verschiedener zeitlicher Gedächtnisspeicher (Arbeits-, Kurzzeit-, Langzeitgedächtnis, u. a.).

Im Rahmen der Therapie muss die Patientin die Fähigkeit haben bzw. entwickeln, sich zum Beispiel Positionen, Farben, Materialien, Gewichte merken zu können. Bei schweren Verletzungen im medialen Temporallappen wie auch bei Läsionen im präfrontalen Cortex zeigen sich unter anderem meist deutliche Einschränkungen in der Merkfähigkeit (Kurzzeitgedächtnis) und müssen entsprechend berücksichtigt werden. So kann es beispielsweise in der Therapie auftreten, dass sich eine Patientin die unterschiedlichen Holzstifte (siehe Bild rechts) nur anhand von Nummern, nicht aber mittels der unterschiedlichen Farben merken kann.

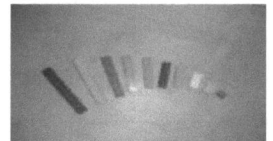

2.1.4.9. Aphasie und Logorrhoe

Die Kommunikationseinschränkungen in der Therapie mit Aphasiepatientinnen stellt eine besondere Herausforderung für beide Seiten da.

Im klinischen Alltag lassen sich die kognitiv-therapeutischen Übungen dennoch recht gut auch bei Patientinnen mit erheblichen Spracheinschränkungen durchführen. Hierbei muss im Vorfeld eine klare Kommunikationsmöglichkeit erarbeitet werden. Dabei habe ich die Erfahrung gemacht, dass diese Therapieform sehr gerne angenommen wird. Eine Aufgabe zu verstehen, richtig zu lösen und dabei adäquat zu kommunizieren (häufig durch 1-Wort-Sätze) wirkt auf viele Patientinnen außerordentlich motivierend.

Bei Patientinnen mit einem ausgeprägten Rededrang (häufig begleitet von internaler Ablenkbarkeit) lässt sich dieser mittels der kognitiv-therapeutischen Übungen (Aufmerksamkeitsfokussierung) meist sehr gut drosseln. Häufig empfinden die Patientinnen diese doch konzentrierte Therapieform dann als wohltuend (entspannend).

2.1.4.10. Neglect

Der Neglect ist eine Form von Aufmerksamkeitsstörung. Er bezeichnet die Nichtbeachtung von Reizen auf der geschädigten Hemisphäre bzw. betroffenen Körperhälfte und kann in Bezug auf Sinneskanal einzeln oder multimodal auftreten. Da Neglectpatienten häufig von einer Unawareness (fehlenden Einsicht) für diese Wahrnehmungseinschränkung begleitet werden, gestaltet sich die Behandlung insgesamt meist recht schwierig. Erschwerend kommt hinzu, dass Patientinnen mit Neglect oft in alen Bereichen der Aufmerksamkeitsleistung (s. Pkt. 2.1.3.6) Defizite aufweisen (Kerkhof, 2004).

Dennoch lassen sich auch bei Patientinnen mit einer deutlichen Neglect-Restsymptomatik oder einem motorischen Neglect die kognitiv-therapeutischen Übungen gezielt einsetzen.

2.2 Behandlungsgrade

Für die Vielfalt der oben aufgeführten ‚Pathologien' gibt es kein festes Therapieprogramm. Ziel ist von Anfang an, die Wahrnehmung ohne Visus zu schulen, die taktilen und kinästhetischen Afferenzen zu erhöhen und entsprechend die Kontrolle über die Bewegung (Tonus und Motorik) zurück zu gewinnen.

Die kognitiv-therapeutischen Übungen orientieren sich bei der Behandlungsplanung primär an den motorischen und sensiblen Pathologien und werden beim Übungsaufbau entsprechend berücksichtigt. Eine Besonderheit stellen bei diesem Behandlungskonzept die Behandlungsgrade dar.

2.2.1   Behandlungsgrad I

Bei diesem Behandlungsgrad wird die Patientin gebeten, die Augen zu schließen und bei der passiven Bewegungsführung durch die Therapeutin nicht mit zu helfen. Dann soll sie mittels taktiler oder kinästhetischer Reize eine im Vorfeld bekannte Aufgabe lösen, beispielsweise Materialien oder Bewegungspositionen differenzieren.

Dieser Behandlungsgrad wird beim Vorhandensein von abnormen Reaktionen auf Dehnung – mit dem Ziel diese zu überwinden – angewandt (s. Pkt. 2.1.1.1). Der Patientin wird anhand dieser Übungen ein Wahrnehmungsbewusstsein für diesen geschwindigkeitsabhängigen Dehnwiderstand vermittelt. Gleichzeitig werden die sensomotorische Wahrnehmung geschult und paralytische Muskeln aktiviert.

2.2.2   Behandlungsgrad II

Auch die Übungen in diesem Behandlungsgrad erfolgen ohne Visuskontrolle. Hier geht es um die Überwindung und Kontrolle von abnormen Irradiationen (s. Pkt. 2.1.1.2). Die Patientin wird gebeten, dosiert Willküraktivität einzusetzen, die von der Therapeutin assistiv unterstützt wird. Beispielsweise 'helfen Sie bei dieser Bewegung zu etwa 10 % mit'. Die Mithilfe der Patientin darf nur so groß sein, dass keine motorischen Pathologien auftreten. Hierbei soll die Patientin lernen, ihre Willküraktivität in Bezug auf Intensität und Koordination zunehmend kontrolliert einzusetzen. Aufgabe der Therapeutin ist bei diesem Behandlungsgrad unter anderem, die zunehmende Willküraktivität der Patientin zu spüren und entsprechend die assistive Bewegungsunterstützung zurück zu nehmen.

2.2.3   Behandlungsgrad III

Bei diesem Behandlungsgrad geht es um die Überwindung und Kontrolle von pathologischen Bewegungssynergien und allen anderen pathologischen Elementen. Ziel ist es, dass die Patientin lernt, verschiedene zeitliche und räumliche Bewegungskomponenten auch in fein regulierten Bewegungssequenzen und Kraftausmaß ohne Unterstützung der Therapeutin zu aktivieren. Diese Übungen können mit und ohne Visus durchgeführt werden.

Häufig bestehen in verschiedenen Bewegungsrichtungen oder in verschiedenen Gelenken noch Unterschiede in Bezug auf die Notwendigkeit, den Behandlungsgrad II oder III anzuwenden. Dies zu erkennen sowie entsprechend zu unterstützen beziehungsweise zu berücksichtigen ist Aufgabe der Therapeutin.

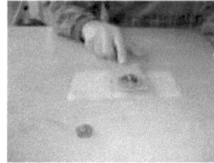

Beim Differenzieren der unterschiedlichen Gewichte muss der Patient darauf achten, dass keine AIR im Digitus I auftreten und das Gewicht vom U-Arm überwiegend auf der Ulnarseite liegen bleibt.

3. Erfahrungen aus dem Behandlungsalltag

Ich arbeite in einer ambulanten neurologischen Rehabilitationseinrichtung. Die meisten Patientinnen kommen durchschnittlich vier bis sechs Wochen für täglich drei bis vier Stunden in unsere Einrichtung. Anhand der interdisziplinären Befundaufnahme und entsprechend der Therapieziele behandle ich die Patientinnen dann ein bis vier Mal die Woche.

In meiner praktischen Arbeit mit den Patientinnen wende ich die kognitiv-therapeutischen Übungen sehr gerne an. Diese Übungen sind stets ein gutes Mittel, um den Patientinnen ein Bewusstsein für die Aktivitäten in und mit ihrem Körper zu vermitteln (Bewegung, Tonus), insbesondere auch für die unphysiologischen Aktivitäten wie beispielsweise abnorme Irradiationen.

Die Reizschwelle für die abnormen Reaktionen auf Dehnung lässt sich meist recht schnell erhöhen. Die Kontrolle über die abnormen Irradiationen wiederum benötigen erfahrungsgemäß erheblich länger.

Um dann die gelernte Kontrollfähigkeit bezüglich der oben genannten Pathologien im funktionellen Bereich einzusetzen, reichen die genehmigten Rehabilitationstage in der Regel nicht aus.

Trotz der guten Erfahrungen mit den kognitiv-therapeutischen Übungen und obwohl mir der entsprechende philosophische Grundgedanke in Bezug auf Lernen und cerebraler Reorganisation sehr zusagt, wende ich dieses Behandlungskonzept selten konsequent alleinig an. Häufig mische ich es mit anderen Behandlungskonzepten – je nach Symptomatik und Schweregrad der vorhandenen Symptomevielfalt.

Grund hierfür ist, dass die Therapiezeit, die notwendig ist, um den Patientinnen wieder Kontrolle über ihre Tonuslage und auf (selektive) Fragmentierungen[1] zu vermitteln, meist nicht mit der von den Krankenkassen genehmigten Rehabilitationszeit konform geht. Dies bestätigen meine bisherigen Erfahrungen und die von Kolleginnen in anderen Einrichtungen.

Im Rehabilitationsalltag zeigt sich dies beispielsweise darin, dass die Krankenkassen meist nur einer Therapieverlängerung zustimmen, wenn gute Funktionsverbesserungen (Jacke anziehen, Alltagsgebrauch der Hände, Gehstrecke,...) eingetreten und weitere deutliche zu erwarten sind.

Bei dieser Beurteilung spielt häufig mehr die Quantität als die Qualität der Bewegung eine Rolle.

Die Übungen aus dem Behandlungskonzept von Prof. Perfetti führen auf der einen Seite zu einer guten Körperwahrnehmung. Auf der anderen benötigt die Funktionskontrolle mit möglichst wenig Pathologien aber häufig mehr Therapiezeit. Ein Grund dafür mag sein, dass die Patientinnen – wenn sie zu uns kommen – überwiegend bereits seit Monaten mit ihren cerebral vernetzten Pathologien leben.

Nach Prof. Perfetti sollten Patientinnen von Anfang an mit diesem Behandlungskonzept therapiert werden, damit abnorme Iradiationen (AI) und elementare Bewegungsschemata sich nicht cortikal integrieren. Somit wird auch möglichst alles vermieden, was entsprechende Pathologien aktiviert. Beispielsweise bleiben Patientinnen länger im Rollstuhl (bis ausreichend Rumpfstabilität und –selektivität vorhanden ist), um AI in den oberen Extremitäten oder im Fuß zu vermeiden (Vortrag Dr. Conti, während der Perfetti-Fortbildung in Tschugg).

---

[1] Fragmentieren ist die Fähigkeit, Bewegungen des Körpers aufzugliedern und verschiedene benachbarte Gelenke gleichzeitig in unterschiedliche Richtung zu bewegen

Trotz der oben beschriebenen häufig nicht ausreichenden Behandlungszeit bieten die kognitiv-therapeutischen Übungen viele positive Vorteile.

So beeinflussen die benutzen Materialien und die Aufgabenstellung stets die extrinsische und intrinsische Motivation, erhöhen die Aufmerksamkeit und damit die Lernfähigkeit. Durch geschickte Graduierung des Schwierigkeitsgrades der Aufgabenstellung können den Patientinnen notwendige, selbst erkenn- und überprüfbare Erfolgserlebnisse vermittelt werden, die ihre meist sehr niedrige Frustrationsschwelle erhöhen. Nicht selten kommen am Ende einer Therapieeinheit Aussagen wie „ich kann ja doch noch etwas" oder „das konnte ich das letzte Mal noch nicht".

Des weiteren lassen sich einzelne Übungsaufgaben auch gut an Angehörige, welche die Therapie unterstützen möchten, übertragen. Beispielsweise Übungen aus dem Sensibilitätsbereich wie das Differenzieren von zwei verschiedenen Materialien ohne Visus. Dies kann den Therapie- bzw. den Lernerfolg gut unterstützen.

Einen weiterer Vorteil dieses Behandlungskonzeptes besteht darin, dass neuropsychologische Einschränkungen therapeutisch gut in die kognitiv-therapeutischen Übungen integriert oder dabei berücksichtig werden können.

Meine bisher positivsten Erfahrungen im klinischen Alltag zeigten sich, wenn ich meinen Schwerpunkt der Therapie mittels der kognitiv-therapeutischen Übungen auf die Rehabilitation der Hand gelegt habe, während meine Kolleginnen aus anderen Fachbereichen andere Symptome behandelten (zum Beispiel schmerzhafte Verspannungen mittels Weichteilbehandlungen). Hier gelingt es häufig, auch funktionelle Fähigkeiten innerhalb eines Rehabilitationszeitraumes zu erarbeiten. Ein Praxisbeispiel befindet sich im Anhang.

Stuttgart, im Februar 2005

Literaturverzeichnis

Acker, Herbert: Muskeltabellen des Bewegungsapparates. 2. Auflage. Konstanz: Herbert Acker Verlag 1993

Bassøe, Bente E.: Form und Funktion - Neurologie, Bobath-Konzept, Physiotherapie. Stuttgart: Thieme Verlag 2002

Beise, Uwe: Bewegung heißt, der Welt einen Sinn zu geben. Interview mit Prof. Carlo Perfetti. In: ARS MEDICI (medizinische Fachzeitschrift) Nr. 18 2002

Bobath, Berta: Die Hemiplegie Erwachsener. 6. Auflage. Stuttgart: Thieme-Verlag 1998, S. 21

Bonin, W. F.: Die großen Psychologen. Hermes Handlexikon. Düsseldorf: Econ

Dinse, H. R. / Ragert, P. / Pleger, B. / Schwenkreis, P. / Tegenthoff, M.: Pharmacological modulation of perceptual learning and associated cortical reorganization. In: Science Magazine Juli 2003, 301; S. 91-94
Quelle: www.stangl-taller.at/ARBEITSBLÄTTER/LERNEN/default.shtml-29k

Jenkins, W. M. / Merzinich, M. M. / Ochs, M. T. / Allard, T. / Guic-Robles, E.: Functional reorganizaton of primary somatosensory cortex in adult owl monkeys after behaviorally controlled tactile stimulation (1990): Journal of Neurophysiology Nr. 63, Januar 1990; S. 82-104

Karnath, Hans-Otto & Thier, Peter: Neuropsychologie. Berlin: Springer Verlag 2003

Kerkhoff, Georg: Neglect und assoziierte Störungen. Göttingen: Hogrefe-Verlag 2004

Kolb, B. & Whishaw, Q.: Neuropsychologie. 2. Auflage. Heidelberg: Spektrum Akademischer Verlag 1996

Kolominsky-Rabas, Peter: Anhaltszahlen zum Schlaganfall aus dem bevölkerungs-basierten Erlanger Schlaganfall Register im Rahmen der Gesundheitsberichterstattung (GBE) des Bundes. Interdisziplinäres Zentrum für Public Health (IZPH) der Universität Erlangen-Nürnberg vom 11.10.2004, unter: http://www.dsg-info.de/pdf/Anhaltszahlen_zum_Schlaganfall_pdf vom 28.11.2004

Lexikon Medizin: Urban & Schwarzenberg 1997

Merzenich, M. / Nelson, R. J. / Stryker, M. P. / Cynader, M. / Schoppmann, A. / Zook, J. M.: Somatosensory cortical map changes following digit amputation in adult monkeys (1984). In: Journal of Comperativ Neurology 224; S. 591-605

Oberleit, Susanne: Kognitive therapeutische Übungen nach Prof. Perfetti. In: Zeitschrift Krankengymnastik 48, 1996, Nr. 4, S. 533 – 549

Paeth Rohlfs, Bettina: Erfahrungen mit dem Bobath-Konzept. Stuttgart: Thieme-Verlag 1999

Perfetti, Carlo: Der hemiplegische Patient – Kognitiv therapeutische Übungen. München: Pflaum-Verlag 1997

Prosiegel, Mario: Neuropsychologische Störungen und ihre Rehabilitation. 2. Auflage. München: Pflaum Verlag 1998, S. 83

Sageder, J.: Didaktische Aspekte des Einsatzes von Computern für Lehren und Lernen. In: Seidel, C. (Hrsg.): Computer Based Training: Erfahrungen mit interaktivem Computerlernen; S. 59-86; Stuttgart: Verlag für Angewandte Psychologie 1993

Umpred, Darcy: Förderung von Bewegungslernen im therapeutischen Rahmen. In: Zeitschrift für Physiotherapie Nr. 54, 2002, S. 202 - 206

Wolf, Susanne: Klientenzentrierte Gesprächsführung. In: Studienheft im Fachhochschulstudiengang Physiotherapie – Ergotherapie der DIPLOMA, Friedrichshafen 2002

Zimbardo, Philip G.: Psychologie. 6. Auflage. Heidelberg: Springer-Verlag 1995, S. 263

Ein Fallbeispiel aus dem klinischen Alltag

4. Daten der Patientin

Patientin: Frau E. (geboren 1963), Zahnarzthelferin
Diagnose: Brachiofaciale Hemiparese nach Hirnödem und
                        Aortenklappen-OP im Januar 2003

Familienanamnese: verheiratet, zwei Kinder (13 und 14 Jahre alt)

Ende März 2004 kam Frau E. zur ambulanten Rehabilitationsmaßnahme für
60 Tage (davon 30 Tage Verlängerung) in unsere Einrichtung.
Im Alltag kommt täglich eine Haushaltshilfe, was Frau E. für das Familienleben
als belastend empfindet. Das Gehen im Außenbereich ist ihr nur in Begleitung
für ca. 20 Minuten möglich (räumliche Orientierung, Gleichgewicht und
Belastbarkeit).

5. Befund (ergotherapeutischer Schwerpunkt)

5.1 Motorik

Die gesamte OEX ist hyperton. Frau E. gibt Schmerzen im Bereich des
M. deltoideus an, hier zeigen tastbare Verhärtungen.

Abnorme Reaktion auf Dehnung

In allen Gelenken der OEX zeigt sich bei passiver Bewegung eine abnorme
Reaktion auf Dehnung. Distal präsentiert es sich deutlich am Daumen im
Bereich des M. abductor pollicis longus und am ausgeprägtesten am Digitus II
beim Versuch der passiven Bewegung in Extension.

Abnorme Irradiationen

Bereits sehr deutlich in der linken Hand beim Sprechen. Bei jeglichem Versuch
von Willküraktivität sehr ausgeprägt in der Hand.

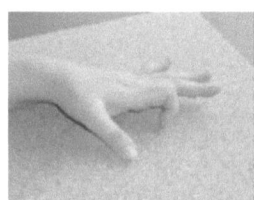

Bild links:

Abnorme Irradiationen beim Versuch der Handgelenks-Extension

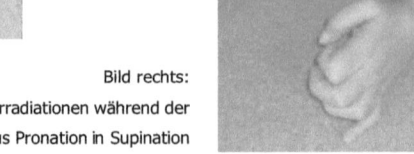

Bild rechts:

Abnorme Irradiationen während der Bewegung aus Pronation in Supination

Abnorme Bewegungsschemata

Jegliche Willküraktivität wird proximal im Schultergürtel und Schultergelenk eingeleitet. Hier bestehen mittlerweile ständige Schmerzen.

Funktioneller Einsatz

- linke Hand im Alltag nur eingeschränkt als Haltehand einsetzbar; mit Hilfe der rechten Hand ist links ein Faustschluss möglich (Flaschenhals umgreifen), aktives Lösen ist nicht möglich
- bei jeglichem Einsatz der linken OEX treten Schmerzen im Oberarm auf

5.2 Sensibilität

Stereognosie-Test links: nicht durchführbar, keine Objektmanipulation

Bewegungswahrnehmung und Differenzierung:

Schulter: alle Bewegungen werden wahrgenommen, differenziert nur in Flexion und Extension

Ellenbogen: unterschieden werden Flexion und Extension

Handgelenk: nur Extension wird erkannt

Fingergelenke: alle Bewegungen werden wahrgenommen, die Bewegungsrichtung nur sehr unsicher in den Digiti I und II differenziert, insgesamt ist die Wahrnehmungsverarbeitung reduziert, intensive Stimuli sind notwendig, ein Kinästhetik-Test ergab 29 von 74 möglichen Punkten.

Materialdifferenzierung (weich, rauh, glatt):

Mit Digiti I und II sehr unsichere Differenzierung, Digiti III bis V keine Differenzierung möglich. Temperaturen werden unterschieden.

Bei der Testung werden von 90 möglichen Punkten 10 erreicht.

5.3 Neuropsychologische Einschränkungen

Aufmerksamkeit

Zu Beginn der Rehamaßnahme bricht die Aufmerksamkeitsspanne nach ca. 15 Minuten Therapie deutlich ab, Frau E. benötigt viele kleine Pausen. Sie berichtet, dass sie nicht gleichzeitig mit ihren Kindern reden und eine Handlung tätigen kann, dass sie schnell ermüdet und sich mehrfach am Tag hinlegen muss.

Merkfähigkeit

Frau E. fällt es zu Beginn zum Teil schwer, sich die Farben von bestimmten Längen von Holzstäbchen (4 Stück) zu merken.

Ablenkbarkeit

Die Therapie wird zu Beginn im ruhigen Einzelraum durchgeführt. Frau E. erzählt, fragt und lacht anfänglich recht viel. Zum Ende der Reha lässt sich Frau E. auch im großen Behandlungsraum bei den kognitiv-therapeutischen Übungen nicht ablenken.

Räumliche Fähigkeiten

Frau E. gibt beim Befund an, dass sie mit der räumlichen Orientierung Schwierigkeiten habe. Eine Testung ergab unterdurchschnittliche Ergebnisse im Bereich von räumlich-konstruktiven Leistungen. Im Rahmen der kognitiv-therapeutischen Übungen zeigte sich u. a., dass Frau E. beim Umfahren von Formen (○▱▽?) langsam die einzelnen Bewegungsrichtungen, aber nicht die Gesamtform erkennen konnte.

Neglect

Eine Neglect-Testung ergab eine Restsymptomatik in Form von einem objektzentrierten Neglect.

5.4 Therapieziele und Therapie

Als Therapieziele gab Frau E. an:

- keine tägliche Haushaltshilfe mehr benötigen
- wieder Autofahren dürfen
- wieder zur Arbeit gehen können

  (arbeitsunfähig seit 13.1.03, Erwerbsunfähigkeitsrente ist beantragt)

Frau E. wurde in unserem multidisziplinären Team von allen Fachbereichen behandelt.

Physikalische Therapie: (1 x wöchentlich)

Massagen, Faszientechniken im Schulterbereich, Funktionsmassagen sowie Handwurzelmobilisation

Physiotherapie: (2 x wöchentlich)

Rumpfkontrolle und Gleichgewichtsübungen nach Bobath, Neuromobilisation, Übungen aus dem Mattenprogramm

Neuropsychologie: (3 x wöchentlich)

Testungen; Übungen zur Verbesserung der geteilten und komplexen Aufmerksamkeit, zur Merkfähigkeit, für die Reaktionsgeschwindigkeit und Reaktionsunterdrückung; Novavision (visuelles Restitutionstraining); computerunterstütztes kognitives Training; Fahrprobe

Ergotherapie: (4 x wöchentlich)

<u>Hilfsmittelversorgung</u>

- umfunktionierte Stack'sche Schiene für Digiti III bis V zur Reduzierung der Hyperextension der DIP-Gelenke

- Artoskin-Schiene zur Hemmung der Daumen-Abduktion

<u>Anleitungen für die Eigentherapien</u> im Rahmen der Reha
- AM800 als Biofeedback (4 x wöchentlich)
- Übungen mit dem Johnston-Splint (2 x wöchentlich)

<u>Ergotherapeutische Behandlung</u>
- Kognitiv-therapeutische Übungen im Bereich der gesamten OEX. Bereits nach kurzer Zeit konnten die abnormen Reaktionen auf Dehnung soweit kontrolliert werden, dass recht bald auf allen Gelenkebenen überwiegend im zweiten Behandlungsgrad gearbeitet wurde. Am Ende der Reha waren bereits Übungen im dritten Grad möglich.
- detonisierende manuelle Weichteilbehandlungen

5.5 Entlassungsbefund

Anfang Juli war die Rehabilitation von Frau E. in unserer Einrichtung zu Ende. Abschließende Befunde ergaben deutliche Verbesserung in allen Fachbereichen. So konnte u. a. in der Neuropsychologie eine Fahrerprobung mit gutem Ergebnis durchgeführt werden.

Frau E. war es wieder möglich – wenn auch noch mit viel Konzentration – ihre linke Hand im Alltag einzusetzen, auch ohne Schmerzen. Abnorme Irradiationen konnten mit viel Konzentration gut von ihr kontrolliert werden. Dies zeigen u.a. die unten aufgeführten Bilder.

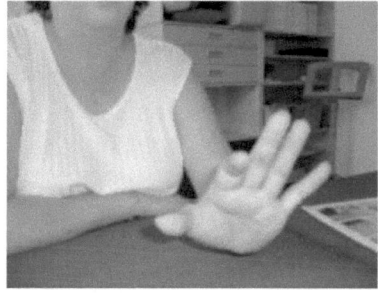

Handgelenksextension

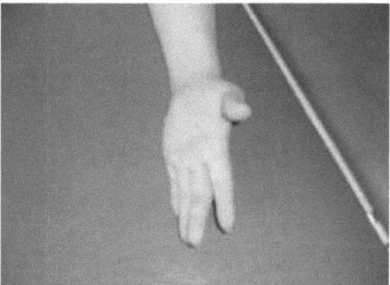

aktiv von Pronation in Supination

aktives Aufnehmen von Holzstäbchen sowie
Halten bei Drehung des U-Arms in Supination

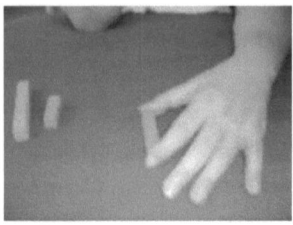 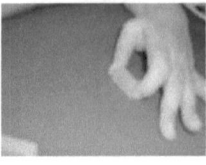 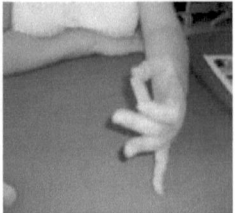

Darüber hinaus nimmt Frau E. (entgegen dem Rat der Ergotherapeutin) keine Haushaltshilfe mehr in Anspruch. Den Haushalt mit Kochen, Schneiden, Bügeln,

Tablett tragen u. v. m. könne sie wieder komplett selbst erledigen. Sie wäre viel belastbarer, benötige tagsüber keinen Schlaf mehr und sei abends normal lange auf. Die geteilte Aufmerksamkeit (Kinder & Haushalt) und das Gedächtnis seien im Alltag jetzt wieder in Ordnung. Ihre Kinder hätten ihr rückgemeldet, sie sei „wieder wie vorher". Die räumliche Orientierung habe sich verbessert, alle Wege ginge sie jetzt wieder allein.

5.6 Zusammenfassung

Mittels der kognitiv-therapeutischen Übungen lernte Frau E. die Reaktionen in ihrem Arm und ihrer Hand deutlich besser wahrzunehmen und zu kontrollieren. Sie erkannte den Zusammenhang für das Auftreten von abnormen Irradiationen sowie pathologischen Bewegungssynergien (Schulter) und bemühte sich, diese auch im Alltag zu kontrollieren.

Das die Rehamaßnahme für Frau E. so erfolgreich war, hat meines Erachtens folgende Gründe:
- die hohe Motivation der Patientin
- ihre bestmögliche Mitarbeit

- ihre Zunahme der Aufmerksamkeit (Lerngrundlage)
- die hochfrequente Therapie (60 Tage, u. a. wöchentlich 4 x Ergotherapie)
- die intensive interdisziplinäre Zusammenarbeit im Therapeutinnenteam, ohne die die vielfältigen somatischen und kognitiven Symptome nicht alle hätten therapiert werden können und die aufeinander aufbauend den Erfolg ermöglichten.